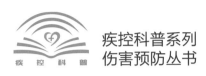

疾控科普系列
伤害预防丛书

预防老年人跌倒

防跌倒 己康健 家心安

U0212273

国家卫生健康委疾病预防控制局
中国疾病预防控制中心慢性非传染性疾病预防控制中心
编　著

人民卫生出版社

图书在版编目（CIP）数据

防跌倒，己康健，家心安：预防老年人跌倒 / 国家
卫生健康委疾病预防控制局，中国疾病预防控制中心慢性
非传染性疾病预防控制中心编著 . —北京：人民卫生出
版社，2019

ISBN 978-7-117-29353-2

I.①防⋯　II.①国⋯②中⋯　III.①老年人 – 保健
IV.①R161.7

中国版本图书馆 CIP 数据核字（2019）第 278113 号

人卫智网	www.ipmph.com	医学教育、学术、考试、健康， 购书智慧智能综合服务平台
人卫官网	www.pmph.com	人卫官方资讯发布平台

防跌倒，己康健，家心安——预防老年人跌倒

编　　著：国家卫生健康委疾病预防控制局
　　　　　中国疾病预防控制中心慢性非传染性疾病预防
　　　　　控制中心
出版发行：人民卫生出版社（中继线 010-59780011）
地　　址：北京市朝阳区潘家园南里 19 号
邮　　编：100021
E - mail：pmph @ pmph.com
购书热线：010-59787592　010-59787584　010-65264830
印　　刷：北京顶佳世纪印刷有限公司
经　　销：新华书店
开　　本：710×1000　1/16　　印张：4.5
字　　数：48 千字
版　　次：2019 年 12 月第 1 版　2022 年 8 月第 1 版第 2 次印刷
标准书号：ISBN 978-7-117-29353-2
定　　价：36.00 元
打击盗版举报电话：010-59787491　E-mail：WQ @ pmph.com
质量问题联系电话：010-59787234　E-mail：zhiliang @ pmph.com

《防跌倒，己康健，家心安——预防老年人跌倒》编写委员会

主　编　李志新　段蕾蕾　耳玉亮

副主编　夏庆华　马新颜　邓　晓

编　委（按姓氏笔画排序）

马新颜　邓　晓　叶鹏鹏　耳玉亮　纪翠蓉　李志新

汪　媛　张青剑　金　叶　段蕾蕾　姜　玉　夏庆华

高　从　高　欣　郭雪莹　谢思源

顾　问　王临虹　米光明　矫　玮

前　言

对老年人而言，跌倒不是件小事。日常生活中不经意地一次跌倒就可能给老年人的生活带来彻底的改变。你可能并不知道，跌倒是造成我国老年人创伤性骨折的第一位原因，还是我国老年人因伤害而死亡的第一位原因。除了造成生理上的痛苦，影响老年人的身体健康外，家人也需要投入更多的精力照料老人。有些老年人在跌倒后，由于无法继续参加喜爱的活动，同时又增加了一定的医疗花费，情绪变差，进而引发心理问题。

跌倒对老年人的健康有巨大影响，是全世界都得面对的一个现实。如何预防老年人跌倒也成为全球一个重要的老年健康问题。值得高兴的是，经过大量的科学研究和实践，目前已有充分的证据表明，通过采取积极、科学的预防方法，可以大大降低老年人发生跌倒的可能性。也就是说，跌倒在很大程度上是可以预防的！

预防老年人跌倒，最关键的人就是老年人自己。只要老年人对自己的健康负责，学习预防跌倒的知识技能，主动采取预防跌倒的行动，就能降低跌倒风险，预防跌倒的发生。本书基于国内外预防老年人跌倒的科学证据，结合中国的国情，从老年人的角度总结了预防老年人跌倒的重要核心知识和技能，期待老年人阅读和学习后，开始重视跌倒预防，调整自己的日常行为，去除日常环境中的跌倒危险因素，减少跌倒的发生。希望阅读本书的老年人能把防跌倒的知识、技能、建议传递给其他老年朋友、子女，让更多的老年人少跌倒、不跌倒。

让我们共同努力，预防跌倒的发生。衷心祝老年人身体健康、乐享健康生活。

编　者

2019 年 11 月

目　录

一、预防跌倒很重要

1. 一次跌倒就可能改变你的生活

跌倒对老年人来说不是件小事，任何一次跌倒都有可能给老年人的生活带来翻天覆地的改变。在全世界范围内，跌倒对老年人造成的身体损伤、心理创伤等各种损伤都是巨大的。

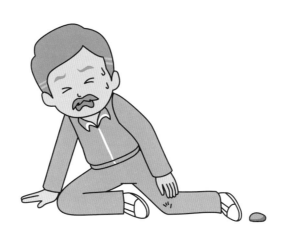

虽然多数老年人跌倒后还能继续原有的生活，但有不少老年人跌倒后由于骨折及其导致的身体活动受限，无法做到同跌倒发生前一样独立生活，不能做自己喜欢的事情，只能靠轮椅出行，或者不得不躺在床上进行康复，甚至可能遗留残疾、继发其他脏器疾病。这些都严重影响着老年人的身心健康，同时还会给家人带来沉重的负担，增加一定的医疗和照护花费。

老年人跌倒非常常见：

（1）跌倒是我国 65 岁及以上老年人因伤害死亡的首位原因。

（2）年龄越大，发生跌倒和因跌倒受伤或死亡的风险越高。

（3）老年人发生创伤性骨折的主要原因是跌倒。

（4）因外伤到医疗机构就诊的老年人中，一半以上是因为跌倒。

2. 为什么老年人容易跌倒

导致老年人发生跌倒的原因非常多，世界卫生组织把这些原因归为四个方面：

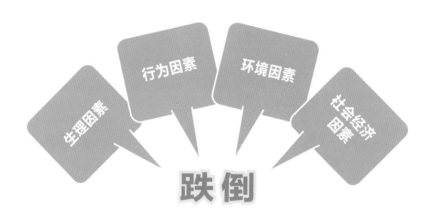

（1）生理因素

衰老导致的视听觉功能下降、肌肉力量下降、骨骼退化、平衡功能减退。患有神经系统疾病、心血管疾病、眼部疾病、骨关节疾病、足部疾病、心理和认知功能疾病等。

（2）行为因素

使用镇静药物、精神类药物、心血管药物等，同时使用多种药物，不合理用药。行为动作过急、过快，衣着、鞋子不合适。

（3）环境因素

照明不足、地面湿滑、地面有障碍物、楼梯过陡、缺少扶手。

（4）社会经济因素

独居、缺乏防跌倒知识技能、医疗资源有限等。

请注意:

● **跌倒的发生通常是多个因素共同作用的结果。**

● **一个老年人具有的危险因素越多，其发生跌倒的可能性越大。**

● **对于任何一个老年人而言，每减少一个跌倒的危险因素，其跌倒的风险就会降低一点。**

3. 查查你的跌倒风险

影响跌倒发生的因素非常多，每个老年人发生跌倒的风险都不一样，你的跌倒风险如何？请检查一下你有没有下面这些常见的跌倒危险因素，你的跌倒危险因素越多（画"√"项越多），说明你的跌倒风险越大，越需要采取行动预防跌倒。

常见的老年人跌倒危险因素

请在相应项目前的方格里画"√"。
☐ 年龄大于 60 岁
☐ 过去一年发生过跌倒
☐ 担心、害怕跌倒
☐ 起身、行走时身体容易失去平衡
☐ 行走时需要使用辅助设备（如拐杖等），或需要扶家具、墙、扶手等
☐ 上下台阶、跨越障碍物有困难
☐ 使用精神类药物（如镇静药、催眠药、安定药、抗抑郁药、抗焦虑药等）
☐ 使用心血管药物（如抗高血压药、利尿剂、血管扩张药等）
☐ 同时使用四种及以上的药物
☐ 经常感觉到头晕、乏力
☐ 患有眼部疾患、视力不良
☐ 患有足部、下肢疾患
☐ 患有痴呆、帕金森、卒中等疾病
☐ 患有抑郁症，或经常感觉心情不好

画"√"越多，表示跌倒的风险越大。

4. 跌倒是可以预防的

科学证据表明，通过采取科学的预防措施，可以降低老年人跌倒的风险。跌倒的发生与多个因素相关，其中有些危险因素人们无法改变（例如年龄），但许多危险因素是可以改变的。积极的体育锻炼、养成良好的行为习惯、消除环境中的跌倒危险因素、适当使用防跌倒辅助工具等都是被科学研究证明可以预防跌倒的有效方法。

5. 不跌倒，你能行

对老年人而言，谁在预防跌倒发生中发挥最重要的作用？是的，那就是老年人自己。预防跌倒很重要，一旦发生跌倒，老年人自己受罪，家人受累，整个家庭的生活都会受影响。老年人爱家人和子女，那就首先要好好爱自己，只有老年人自己认识到预防跌倒的重要性，学会预防跌倒的知识和方法，采取预防跌倒的行动,才能让跌倒远离自己。

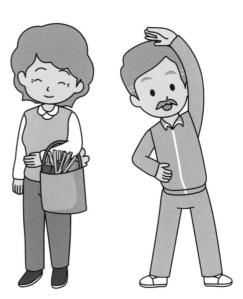

请每个老年人接受这个理念：主动预防跌倒，乐享老年生活。

二、运动锻炼防跌倒

1. 运动锻炼有助于预防跌倒

衰老导致人体的肌肉力量下降、柔韧性下降、反应时间延长、平衡功能减退，这些都可能导致跌倒发生。运动锻炼能保持或提高老年人的肌肉力量，减低因衰老引起的关节僵硬，保持或提高柔韧性和平衡能力，维持骨骼健康。科学证据表明：科学合理的运动锻炼有助于预防跌倒和降低跌倒所引起骨折的风险。

2. 防止跌倒的运动要点

（1）以预防跌倒为目的，老年人要尽量保持身体活动，尽可能地增加力所能及的日常活动，减少久坐等静态行为。

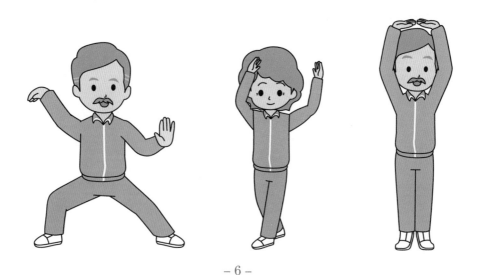

（2）老年人每周应至少有 3 天进行增强平衡能力、柔韧性的练习，例如太极拳、八段锦、平衡操、舞蹈、单脚站立等。

（3）老年人每周应保持至少 150 分钟的中等强度身体活动，如健步走、骑自行车、健身操等，或根据身体情况进行力所能及的锻炼。

（4）老年人每周应至少有 2 天进行肌肉力量练习，特别是下肢肌肉力量练习，如靠墙蹲马步、靠墙蹲起、使用弹力带练习等。

3. 老年人参加运动锻炼的基本原则

（1）安全性原则

运动锻炼，安全为先。老年人的体力和协调功能衰退，对外界的适应能力下降，参加体育活动时，应当避免有危险性的项目和动作，运动强度和动作幅度不能太大，动作宜简单、舒缓。注意环境的安全，选择宽敞、地面平整、没有危险物品的场地进行锻炼。在炎热、寒冷或其他恶劣天气时应暂停户外运动。

（2）全面性原则

活动全身，促进健康。老年人运动时，应当尽量选择多种运动项目和能活动全身的项目，不要只选择单一的项目，最好能让身体多个部位都得到锻炼。注意上、下肢，身体左、右侧均要得到运动锻炼。

（3）适度性原则

强度适中，量力而为，养成习惯。老年人应根据自己的生理特点和健康状况选择适当的运动强度、运动时间和运动频率，运动强度以轻微出汗、自我感觉舒适为度。锻炼应循序渐进，不要急于求成，一定要量力而行。最好每天坚持锻炼，至少每周锻炼 3~5 次；每天户外活动时间至少半小时，最好达到 1 小时。

4. 预防跌倒的常见运动有哪些

坚持规律的运动锻炼，锻炼平衡能力、肌肉力量、柔韧性、协调性、步态稳定性和灵活性，从而减少跌倒的发生。

太极拳、八段锦都是适合老年人的防跌倒运动，研究发现太极拳可以将跌倒风险减少一半。太极拳除了能锻炼人体的平衡功能外，还可以对人的呼吸系统、神经系统、心血管系统、骨骼系统等有良好的作用。八段锦可有效改善老年人的平衡功能，从而进一步降低跌倒风险。此外，太极剑、木兰拳、木兰剑、广场舞等也有助于身体协调能力、平衡能力的提高。在专业人员指导下，锻炼肌肉力量（特别是下肢肌肉力量）、身体柔韧性、平衡功能的运动都有助于预防跌倒。健步走、慢跑等有氧运动可增加身体耐力，提升心肺功能，也对预防跌倒有所帮助。

5. 老年人参加体育活动的禁忌

（1）忌激烈竞赛

老年人参加体育活动重在参与和促进健康，不要争强好胜，激烈的竞赛不仅体力承受不了，而且容易发生碰撞、跌倒、情绪激动，极易发生意外。

（2）忌负重憋气

老年人肺结构有一定程度老化、功能降低，憋气用力可能会损伤肺泡，引起相关疾病。憋气还可能增加心脏负担，引起胸闷、心悸、头晕、昏厥。憋气完毕，回心血量骤然增加，血压升高，容易发生脑血管意外。

（3）忌头部倒置动作

老年人不要向前过度弯腰、仰头后倾、左右侧弯，更不要做头向下的倒置动作。老年人的血管壁变硬、弹性变差，这些动作会使血液流向头部，容易发生血管破裂，引起脑出血。当恢复正常体位时，血液快速流向躯干和下肢，脑部暂时发生缺血，会出现两眼发黑、站立不稳，甚至跌倒。

（4）忌晃摆旋转动作

老年人协调性差、平衡能力弱、腿脚发软、步履缓慢、肢体移动迟钝，不宜贸然进行滑冰、荡秋千和各种大幅度或快速的旋转动作，以免发生危险。

（5）忌急于求成

老年人对体力负荷适应能力比较差，因此，在运动时应当有较长时间的适应，一定要循序渐进，切忌操之过急。

6. 防跌倒锻炼小招式

介绍几个简单、不需要器械的锻炼平衡功能和下肢肌肉力量的小招式，老年人可在日常生活中进行练习。

（1）单脚站立

单脚站立可改善站立平衡功能，降低跌倒风险。

1）动作要领

● 无扶手辅助时，老年人双手叉腰，一腿支撑，一腿抬起呈屈髋屈膝 90 度，单脚站立保持平衡 10 秒，换另一条腿，重复以上步骤。

● 有扶手辅助时，一手扶住扶手，两眼平视前方，其他内容要求同上。

2）注意事项

锻炼时首先要注意安全，老年人可在墙边或固定家具旁练习，确保失去平衡时可以随时用手支撑身体，避免跌倒。单脚站立锻炼要注重动作质量，出现以下情况则应进行纠正或终止锻炼：身体倾斜超过 45 度，出现单侧骨盆下降或抬高，站立腿移动，抬腿侧下肢触地，闭眼锻炼时突然睁眼。

3）难度进阶

● 单次单脚站立时间可逐渐增加，上限为 30 秒。

● 从睁眼单脚站立，增加难度到闭眼单脚站立，应注意闭眼单脚站立时需要有人在旁保护协助，以免出现跌倒。

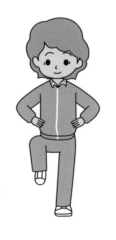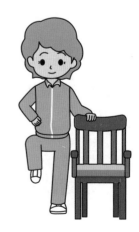

（2）侧向走

侧向走可锻炼本体感觉、灵活性和协调性。

1）动作要领

站立位，两手自然放于腰部，向右方侧步走，然后向左方侧步走，如此反复。

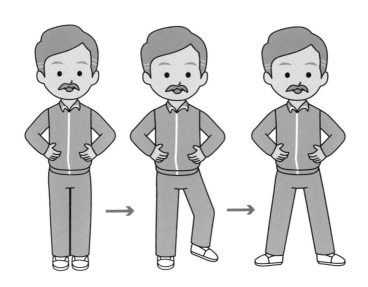

2）注意事项

● 可以在地上画一条直线作为引导。

● 步行途中可以增加台阶、平衡垫等障碍物，绕过或跨过以增加难度。

（3）倒走

倒走可锻炼身体灵活性和协调性。

1）动作要领

● 无辅助工具时，站立位，双眼平视前方，倒退行走 10 步，转身，再倒退行走 10 步回归原位，如此反复。

● 有辅助工具（扶手、桌子等），一只手扶着辅助工具，其他步骤同上。

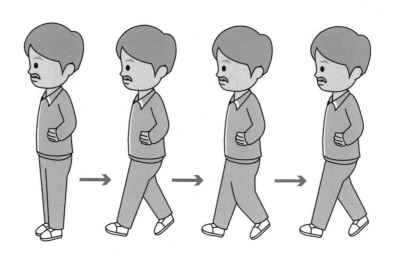

2）注意事项

● 应在有同伴或子女看护的情况下进行练习。

● 可以在地上画一条直线作为引导。

● 注意场地应无障碍物。

● 可以一边倒走，一边进行倒数增加难度。

（4）抬腿运动

抬腿运动可锻炼下肢肌肉力量。

1）动作要领

站立位，手扶墙面或椅背，一侧腿支撑，另一侧腿向不同方向抬起，维持10秒，缓慢放下，换另一侧腿重复相同动作。

● 向前抬腿：抬起腿屈膝向前向上抬起，类似踏步动作，尽量使大腿与地面平行。

● 向后抬腿：抬起腿直膝后抬起，尽量抬高。

● 向外抬腿：抬起腿直膝向外侧抬起，尽量抬高。

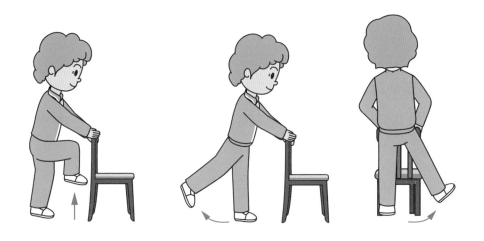

2）练习方案

● 锻炼组次：左右侧各练习8~10次，完成3个方向的练习为1组，练习3组。

● 间歇时间：每个方向练习之间休息1分钟，每组间休息3分钟。

● 锻炼频次：2~3次／周。

（5）坐站练习

坐站练习可锻炼老年人从坐位到立位再到坐位的动态平衡控制功能，锻炼下肢肌肉力量。

1）动作要领

● 坐在稳定的椅子上，双脚与肩同宽平放于地面，双膝与脚尖方向一致，大腿与地面平行，小腿与地面垂直，手放膝上或椅子上。

● 初始动作准备好后开始起立。躯干前倾至鼻子达到脚尖同一垂直面时，臀部发力向上推起，当感觉臀部抬离椅面后，双脚踩实地面，下肢发力向前上方移动，随后直立躯干，完成坐位到立位。

● 回到坐位，躯干前倾，臀部后移，做出"鞠躬"动作，通过下蹲慢慢将臀部降低到椅子上，然后躯干直立回到坐姿。重复 10 次。

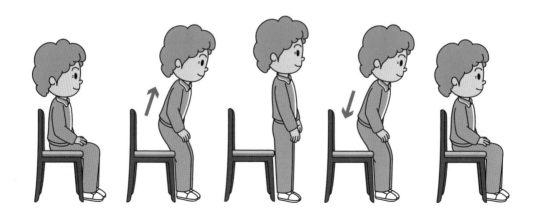

2）注意事项

● 动作速度要慢而有控制，切不可快起快下。

- 强调臀肌发力，重心保持稳定。

- 可以根据具体情况降低凳子的高度，高度越低，难度越大。

- 当下肢力量较差时，可以扶手辅助、双手助力进行锻炼，当力量改善后，可以双手交叉置于胸前以增加难度。

三、改善居家环境防跌倒

1. 家是最常发生跌倒的地点

家是老年人发生跌倒最多的地方，随年龄增长，老年人在家中发生跌倒的比例有所增加。相当一部分在家中发生的跌倒与居室环境危险因素有关，常见的环境危险因素包括：地面湿滑、不平整、有障碍物，马桶、浴池边无扶手，家中采光照明不足等。改善居家环境，去除环境中跌倒危险因素，可以有效减少老年人发生跌倒。

2. 看看你家环境的跌倒风险因素

老年人居家环境跌倒相关危险因素检查表

请在相应项目前的方格里画"√"
☐ 室内照明不足
☐ 室内照明过强、刺眼、灯光闪烁
☐ 夜间进入房间或起夜时开关灯不方便
☐ 没有夜灯、手电筒等夜间照明工具
☐ 地面不平整
☐ 地板或瓷砖不防滑，地面有时会有水或油
☐ 地毯、地垫没有固定于地面，易滑动，边缘有翘起

续表

请在相应项目前的方格里画"√"
☐ 门槛、台阶过高
☐ 走廊、通道、室内通行的地方有电线、绳索、家具、杂物或临时摆放的物品，阻碍了通道，或增加了老年人绕行
☐ 沙发、座椅、床的高低和软硬度影响老年人起身
☐ 从沙发、座椅、床起身时没有扶手或支撑物
☐ 坐便器过高或过低
☐ 家具有玻璃等易碎、尖锐材料或结构
☐ 家具不稳固，如带轮子的座椅
☐ 储存食物和日常用品的柜子、抽屉、架子过高或过低，取物需要使用梯子、凳子，或需要下蹲、弯腰
☐ 进门如需换鞋，换鞋处没有供老年人使用的座椅
☐ 马桶旁、浴缸、淋浴处没有扶手
☐ 楼道灯不亮或照明不足
☐ 楼道堆有杂物，影响通行
☐ 楼梯的台阶边缘破损或不能看清
☐ 楼梯没有扶手

你画"√"的数量越多，说明居家环境危险因素越多，请及时进行改善，预防跌倒。

3. 照明适度易开关

（1）改善家中照明，室内光线强度适中，太强或太弱都会使老年人感到眩晕或者看不清物品。

（2）在床头、过道、卫生间等经常需要开关照明的位置增加灯具，如可在床头放置台灯。

（3）在进入房间的位置、床边伸手可及的位置都设置照明的开关，或使用带有遥控器的灯具，方便老年人在床上打开照明。开关按钮可使用外环显示灯、荧光贴条等，以方便老年人寻找。

（4）夜间使用小夜灯、手电筒等照明工具辅助开灯，方便老年人夜间行动。

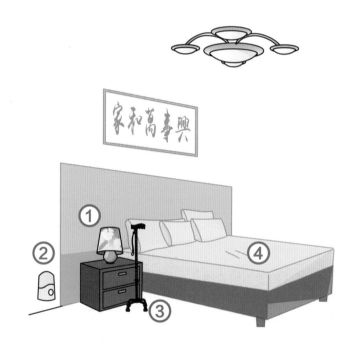

① 床边伸手可及的位置有照明或照明的开关

② 夜间使用小夜灯

③ 手杖放在床边伸手可及的位置

④ 床的高度适度，床垫不能太软

4. 地面平整不湿滑

（1）室内地面应都在同一平面，去除室内不必要的台阶和门槛，如地面有高低差距应以明显的颜色来区分。

（2）使用防滑材质的地板、地砖；注意保持地面干燥，防止湿滑，避免地板打蜡或使用上光剂后造成湿滑；可使用地面防滑漆，提高地面的防滑性能。

（3）使用地毯、地垫时注意保证其可以稳定固定在地面，可使用双面胶固定地毯、地垫，防止其滑动；注意及时处理地毯或地垫的卷边或翘起。

（4）在厨房地板容易湿滑的区域使用防滑防潮垫。

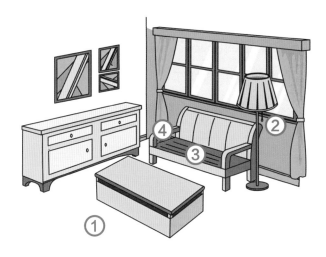

① 家居环境简洁，物品排放整体，没有过多的家具或杂物

② 沙发附近有伸手可及的照明

③ 沙发的高度适度，不能太软

④ 使用有扶手的沙发

5. 扶手方便要牢固

（1）对老年人来说，随时有可以抓握的固定物体，对身体提供一定的支撑，就可以降低跌倒的风险，安装扶手是重要措施。

（2）扶手安装的重点位置包括地面容易湿滑区域，需要蹲坐和起身的马桶、浴缸、床、座椅、沙发处，台阶、楼梯和斜坡等。

（3）扶手的安装应考虑老年人的身高和房间结构，方便老年人抓握，安装一定要牢固。

6. 卫浴区域是重点

（1）厨房、浴室、卫生间是最容易出现地面湿滑的地方，要及时清理地面水渍，保持干燥。

（2）选用安全稳定的洗澡椅，采用坐姿沐浴，浴缸或淋浴区域使用防滑橡胶垫，适当位置安装扶手。

（3）由于老年人行动不便，最好使用坐厕而不使用蹲厕。在马桶或蹲位旁安装扶手。

（4）如坐便器过低，不便于老年人起身，可以安装增高垫，提升坐便器高度。

① 马桶、淋浴、洗漱位置有方便老年人抓握和支撑身体的扶手

② 淋浴处使用防滑垫

③ 使用淋浴椅

④ 洗漱用品放在伸手可及的位置

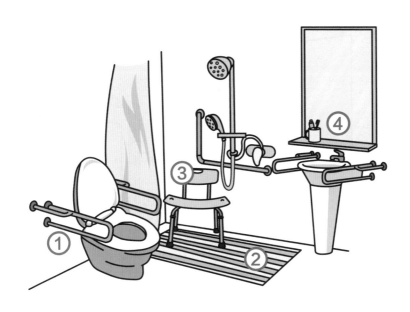

7. 家具合适不碍事

（1）家具的摆放位置不要经常变动，移走可能影响老年人行走的家具和障碍物。

（2）尽量不使用玻璃等易碎材质的家具，家具的尖锐处使用保护垫、防撞条进行处理。

（3）椅子、沙发、床的高度以坐姿膝关节约90度，双脚可平放于地面为原则，不能太高或太低，质地不能太软。

（4）椅子、沙发最好有椅背和扶手，不要有轮子。

（5）常用的日常用品、食物放在伸手可及的柜子、抽屉里，避免使用梯子、凳子或下蹲、弯腰取物。

（6）在换鞋处放置牢固的座椅，供换鞋时使用。

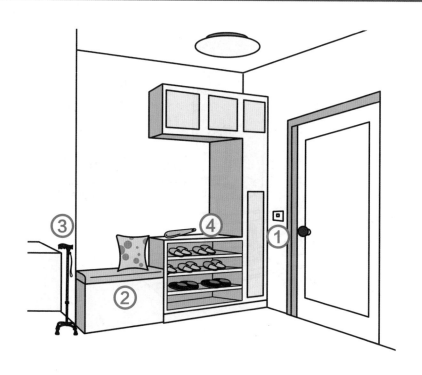

① 进入室内时有方便开关的照明

② 有稳定的用于换鞋的椅子或凳子

③ 拐杖放在方便拿取的位置

④ 使用鞋拔等工具帮助穿鞋

8. 楼梯楼道无障碍

（1）楼梯配备夜灯照明装置，开关要方便。

（2）楼梯口不要紧邻房门，楼梯和台阶两侧要有牢固清洁的扶手，台阶面要防滑，移除块状地毯，阶梯高度一致，边缘有贴条等醒目标志。

9. 通道顺畅易通行

（1）老年人的居家环境应坚持无障碍观念，去除不必要的门槛或台阶。

（2）保持通道顺畅，避免东西随处摆放，电线要收好或固定在角落，不要将杂物放在经常行走的通道上，防止障碍物引起跌倒。

（3）在完全透明的玻璃门上贴装饰条，进行提醒。

（4）房屋格局不要轻易变动，老年人可能因为未适应新的房屋格局而造成跌倒。

四、疾病管理防跌倒

1. 跌倒与哪些疾病有关

有时候，跌倒是由某些疾病造成的。不同疾病引起跌倒发生风险增加的原因不同，有些疾病可影响人体的平衡功能和身体稳定性，有些疾病能引发突然的晕厥，还有些疾患能造成老年人着急去洗手间而增加跌倒的风险。下列这些疾病都可能与跌倒相关。如果你患有这些疾病，请注意预防跌倒。

分类	常见疾病或症状
1. 眼部疾患	白内障、偏盲、青光眼、黄斑变性、老年性色素沉着等
2. 足部疾患	鸡眼、胼胝（老茧）、趾囊炎、趾甲疾患、溃疡、脚趾畸形等
3. 肌肉骨骼系统疾患	骨关节炎、风湿性关节炎、急性软组织损伤等
4. 心血管疾患	直立性低血压、脑梗死、小血管缺血性病变等
5. 前庭功能疾患	梅尼埃病、眩晕等
6. 神经系统疾患	脑卒中、帕金森病、脊椎病、小脑疾病、外周神经系统病变等
7. 精神疾患	痴呆、抑郁、狂躁等
8. 代谢性疾患	骨质疏松等
9. 大小便问题	大小便失禁、尿频、尿急等
10. 其他	晕厥、惊厥、偏瘫等

2. 积极预防和治疗疾病

（1）积极治疗：老年人患病后，不应讳疾忌医，要积极到正规医疗机构寻求救治。

（2）提高警惕：了解疾病可能的跌倒风险，提高防跌倒意识。

（3）排查相关疾病：发生跌倒后，无论受伤与否，都要及时告诉家人和医生；在家人和医务人员帮助下做一次检查，排查一下跌倒是否是由于某种疾病引起。

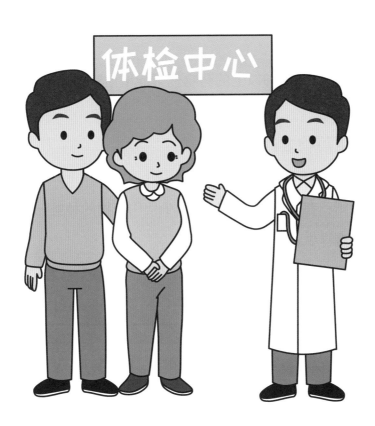

3. 药物可能造成跌倒

服药后，药物自身作用或药物的相互作用能够对人的精神、视觉、步态、平衡方面产生影响，导致跌倒的发生可能性增加。常见的能增加跌倒风险的药物包括：

（1）精神类药物：如抗抑郁药、抗焦虑药、催眠药、抗惊厥药、镇静剂等。

（2）心血管药物：如降压药、利尿剂、血管扩张剂等。

（3）其他药物：如降糖药、非甾体消炎药、止痛剂、多巴胺类、抗帕金森病药物等。

（4）同时服用四种以上的药物就可能增加跌倒的风险。

4. 服用药物要注意

预防因药物原因造成跌倒的关键是合理用药，正确用药。

应对原则：在医生指导下尽量减少使用药物的种类和药物剂量。

你可以这样做：

（1）主动请临床医生检查自己使用的所有药物（处方药、非处方药等），请专业人员帮助自己确定药物副作用和相互作用是否会增加跌倒风险。

（2）请临床医生帮助自己减少用药种类和数量。

（3）用药后动作宜缓慢，减少不必要的活动。如服用安眠药后，应上床休息，不宜再从事其他活动。

（4）让子女或照料者帮助自己管理用药。

（5）不随意乱用药，不自行改变用药剂量、用药频次。

（6）同时使用多种药物要咨询医生。

（7）了解所使用药物的副作用。

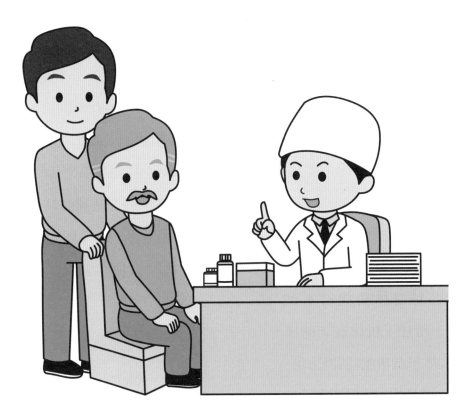

五、调整心态防跌倒

1. 你听说过"害怕跌倒"吗

有些老年人害怕发生跌倒，特别是那些曾经跌倒过的老年人，可能对跌倒产生一种恐惧心理，担心再次跌倒。每个人害怕跌倒的理由有所不同，有些人害怕跌倒所造成的痛苦，有些人怕被别人嘲笑或看不起，有些人担心给家人添麻烦，还有些人害怕跌倒后会影响目前生活状态。

部分害怕跌倒的老年人没有采取积极、科学的方法预防跌倒，而是通过减少和限制自身活动来"避免"跌倒发生。这样做短时间内能减少跌倒发生的可能性，但长时间减少活动会使本就处于衰退阶段的各种身体功能得不到锻炼，增加了机体衰老的速度，人体平衡功能、肌肉力量、耐力、灵活性、反应能力等加速衰老，各项功能变得更差，长远看发生跌倒的风险反而更大，形成恶性循环。因此，这种因为害怕跌倒而盲目减少身体活动的方法是不可取的。

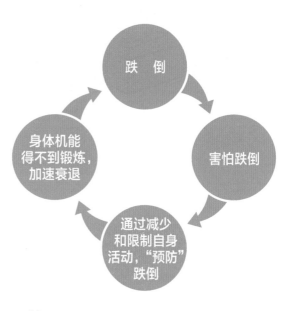

2. 不要过度担心跌倒

（1）害怕跌倒正常吗

对跌倒有所担心很正常，没有什么不对，只有认识到跌倒的危害才可能主动积极地去预防跌倒发生。但因为害怕跌倒就减少或停止运动锻炼不是科学预防跌倒的方法。

（2）如何应对跌倒的恐惧

- **积极调整心态** 向专业人员、亲属、朋友说出自己对发生跌倒的担心，寻求相关的帮助。

- **主动学习和积极实践** 通过图书、报纸、网络等各种资源，咨询专业人士了解自己容易发生跌倒的原因和预防跌倒的方法，明确跌倒恐惧的危害，树立"跌倒可以预防"观念。

- **适当运动，克服恐惧** 与因害怕跌倒而限制自身活动相反，适当运动锻炼不但能预防跌倒，还能有效改善跌倒恐惧心理。

3. 耐心从容慢下来

随着体质下降和社会角色的变化，老年人的生活似乎一下子慢下来，学着改变自己的心情来适应这种"慢"生活吧，多点耐心，凡事从容应对不要着急。

- 电话铃响了不要冲出去接，也许只是儿女们的问候电话或者是朋友打过来聊天的，别着急，他们会等你慢慢过来接的。

- 不要为了赶时间而匆匆地冲过路口，等待的几分钟和跌倒后数月不能活动的时间比起来很划算。

● 从容是一种优雅的生活状态，你会发现，慢下来后，收获可能更多。

4. 知老服老不逞强

接受人体衰老的自然规律，接受自己体力下降、反应力降低的事实，接受自己需要人帮忙的现状。服老是老年人正确认识自己能力的科学心态，是心理健康的表现。

● 生活智慧丰富是老年人的长处，而体力好则是年轻人的强项，需要体力的家务活（如搬运重物、爬高等）尽量让儿女们去做。勉强做超出自己能力的事，若跌倒只会增加痛苦。

● 走在路上要是感觉吃力了可让路人帮忙，别不好意思开口。

● 使用拐杖并不会使你显得更衰老，而是给人一种审时度势量力而行的感觉，体现了你主动管理自己健康的态度。

六、改变行为防跌倒

在日常生活中，只要我们留心，注意防跌倒，改变一些行为习惯，就能远离跌倒。接下来，我们看看衣着、出行和饮食等方面预防跌倒的小窍门吧。

1. 穿戴合适讲科学

（1）衣着合身防跌倒

● 老年人穿衣的原则应兼顾舒适和安全。老年人理想的服装应该有保暖、轻软、宽松、合身、舒适、穿脱方便等特点。

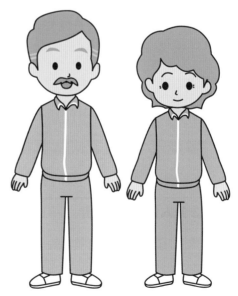

● 尽量不要选择紧身衣、弹力裤、套头衫、领口过紧等不易穿脱的衣服。

● 裤腿长度不要超过脚后跟，以免引起绊倒。

● 寒冷季节准备足够用于保暖的衣服、围巾、手套、护膝和厚袜子。

● 体育活动时要穿运动服和运动鞋。

（2）佩戴眼镜防跌倒

1）老花镜的选购

每个人的视力情况是不同的，如果随便购买一副老花镜就戴，就好比随意购买鞋子穿在脚上一样，不一定合适。佩戴不恰当的老花镜甚至会增加跌倒风险，得不偿失。选购老花镜要到正规眼镜店经过验光检查后，根据验光处方度数决定购买成品镜或定配适宜的眼镜。度数合适的老花镜应以能看清30厘米处报纸上最小的字而不出现字体变形、眩晕等症状为宜。

如果主要用老花镜看近处的事物（如看书、写字等），可以购买价格相对便宜的单光老花镜，但这种老花镜应避免走路时佩戴，以免出现视物不清、头晕等不适症状，增加跌倒风险。如果看近处和远处需要频繁更换，而且眼睛调节能力好可考虑购买渐进多焦点老花镜，但需注意这种老花镜由于不同焦点镜片区域切换会影响老年人对环境中物体距离、高低的判断，可增加跌倒风险，因此使用时要有一定的适应期，确保安全后再使用。

需要注意的是，眼睛老花度数不是一成不变的，配镜后应每隔2~3年检测一次视力，及时根据视力变化调整镜片度数。

2）太阳镜的选购

太阳镜对太阳光具有一定的遮挡作用，可减少紫外线对视网膜造成的伤害。合格的太阳镜应使颜色识别不失真，能看清物体的边缘，能准确辨识交通信号，不引起头晕、眼睛酸胀等不适。太阳镜的色彩深浅度，应以佩戴时别人能通过镜片依稀看见你的瞳孔为宜。

虽然随处都可以购买太阳镜，要想保护好视力，不要贪图便宜购买不合格的产品，切记到正规眼镜店选择正规厂家生产的具有防紫外线功能的太阳镜。值得注意的是，有青光眼的人群不适合戴太阳镜。

（3）安全穿鞋防跌倒

老年人的脚，由于血液循环变差、骨质疏松和患病等原因而变得更加"娇贵"，因而需要更多的呵护。然而，鞋子的重要性常常被忽视，很多的跌倒都是由于鞋子不当造成的！那么，老年人选用鞋子该注意哪些细节呢？

鞋面

鞋面最好是松紧适中有弹性且透气性好的。因为鞋带不便于系扣，一旦不注意松开了可能会绊倒老年人，所以最好选择用松紧带或魔术扣的鞋子，其穿脱较方便，也没有绊倒风险。

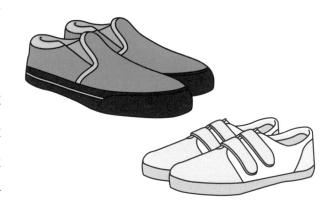

鞋底

鞋底应选择在不同场合都足够防滑的。材质以橡胶底最为耐磨耐寒、防滑性最好，塑料底和泡沫底防滑性差，牛筋底鞋需要留意在寒冷季节时的防滑性。花纹是决定防滑性能的重要因素，带花纹鞋底的防滑性高于无花纹的鞋底。

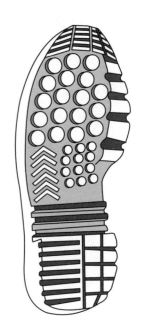

优良的鞋底纹设计应为：

● 底纹轮廓分明，向各个方向；花纹宽度在3~20毫米，深度大于5毫米。

● 外层鞋底硬一点，防止被硬物划伤；带气垫的鞋底可起到减震作用。

● 由于老年人容易足弓塌陷，鞋底中间足弓处可垫高一点。

鞋身

鞋身应该软硬适中，如果太硬则行走吃力、容易崴脚，太软又起不到保护和支撑作用。因此，挑鞋时可以用手扭转观察，扭不动或可以扭成"麻花"状都不行。

鞋跟

老年人不应穿高跟鞋。老年人足跟部脂肪垫开始萎缩，吸收地面对人体冲击力的能力下降，一定厚度的鞋跟可以弥补缓冲力的下降。一般来讲，鞋跟高度2~2.5厘米的鞋子较为适合老年人。粗的鞋跟可以增加鞋子的抓地力。

鞋长

老年人的脚适合穿较为宽松的鞋子，特别是对大脚趾外翻、二指偏长、脚掌较宽或脚背较厚的老年人，建议选择大一码或者半码的鞋子。

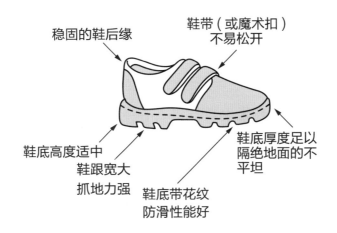

稳固的鞋后缘

鞋带（或魔术扣）不易松开

鞋底高度适中

鞋跟宽大抓地力强

鞋底带花纹防滑性能好

鞋底厚度足以隔绝地面的不平坦

要注意，平时最好经常检查鞋子是否符合以上要点，鞋底磨平、破损的鞋子最好不要再穿。总的来说，日常生活中运动鞋和柔软的皮鞋较为适合老年人。

不同场合宜穿不同的鞋子，在雨天和外出登山最好穿雨靴和专门的登山鞋。登山鞋虽然在野外环境有很好的防滑性，但是在光滑地面防滑性可能反而不好，不建议作为日常居家鞋穿。由于光脚要比穿鞋增加对身体平衡的控制难度，建议老年人除了睡觉外其他时候最好不要赤脚。

2. 合理营养固骨骼

人体在中年时骨量达到峰值后，随着年龄增加骨量不断流失，骨组织减少、骨的微结构改变就会形成骨质疏松。骨质疏松大大增加了跌倒后骨折的风险，产生严重后果。老年人应定期进行骨密度检测，确定是否骨量低下，以便采取有针对性的措施，不要等到发展到骨质疏松后再治疗。老年人应该按照合理膳食，均衡营养的原则，保持健康的饮食习惯。通过科学饮食预防骨质疏松和跌倒后骨折有着重要意义，其重点是补充钙质。

老年人的饮食钙和维生素 D 摄入有一定数量的需求，然而并不是越多越好，建议达到推荐的每日摄入量，但不要超过可耐受的最高摄入量。

50 岁以上人群每天摄入钙和维生素 D 推荐量

营养素	推荐每日营养素摄入量	可耐受最高摄入量
钙元素	1 000 毫克	2 000 毫克
维生素 D	50~64 岁 :10 微克 ≥ 65 岁 :15 微克	50 微克

资料来源：中国营养学会《中国居民膳食营养素参考摄入量（2013 版）》

补充必要的钙质，你可以这样做：

（1）增加膳食中高钙和富含维生素 D 食物的量

可将牛奶作为钙质的主要来源，一般成年人每天喝 500 毫升的高钙奶，再吃些绿色蔬菜就可以基本满足一天所需的钙质；不喜欢喝牛奶的老年人也可以常喝豆浆并搭配豆制品补钙，300 克豆腐含钙量也能满足一日所需。老年人需要在此基础上增加钙的摄入，除牛奶和豆制品外，还可选择其他富含钙的食物。

膳食中常见的富含维生素 D 的食物有鱼肝油、动物肝脏、深海鱼、香菇、蛋类等，老年人应同时增加其摄入。

（2）适当补充钙片和维生素 D

建议在医生的指导下服用，有机钙、葡萄糖酸钙和氨基酸螯合钙在人体中的吸收性较好；长期服用激素类、利尿剂等药物或者有过腿抽筋现象的老年人要尤其注意补钙。

（3）避免吃过多富含草酸的食物

富含草酸的食物如菠菜、苋菜等能与钙形成草酸钙，减少钙的吸收利用率，烹饪时最好在水中焯一下，减少草酸的量，避免与含钙丰富的食物同吃。

（4）常晒太阳

晒太阳可促进体内合成活性维生素 D，促进钙的吸收。老年人应坚持每天晒太阳至少 20 分钟，多做户外运动。

特别提醒你：最好做一次骨密度检测，确定是否有骨量低下，以便采取针对性的措施。不要等到发展到骨质疏松后再治疗，效果会大打折扣。由于钙不易吸收，尤其是老年人补钙效果较慢，要改善症状一般需要几个月甚至一两年的时间，应当长期化，多样性，坚持不懈，才能获得补钙保健的理想效果。

3. 日常起居防跌倒

（1）起床起身防跌倒

- 起床做到三个"半分钟"。

- 任何时候都要避免突然站起，以防引起头晕跌倒。

- 从亮处突然走到暗处或者从暗处突然走到亮处也要慢，等一两分钟让眼睛适应后再走动。

起床三个半分钟

- 睡觉醒来不要马上起床，在床上躺半分钟到完全清醒。
- 坐起后在床上坐半分钟。
- 两腿垂下在床沿上等半分钟。

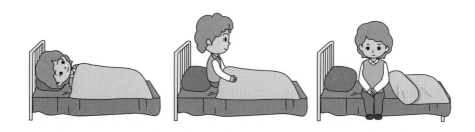

（2）安全洗澡防跌倒

- 选择精神良好时洗澡，饭前、饭后半小时内或者服药后不要洗澡。

- 在淋浴间所有可能被水溅湿的地方铺上防滑垫，如要赤脚走动（最好穿防滑拖鞋），走动的区域限于有防滑垫的范围。浴缸、淋浴间外放干式防滑垫，帮助吸干水分。

● 如果感觉洗澡吃力，或曾经晕倒过，或患有心脑血管疾病，最好坐下淋浴，可坐在专用的淋浴凳、浴缸坐板或者防滑的小凳子上，将所需的洗漱用品放在伸手可及的地方。

● 在浴缸旁或者淋浴间安装扶手，起身时抓扶手。洗澡时不要将浴室房门反锁。

● 洗澡水温不要太高，以略高于体温为宜，洗澡时间应控制在半小时以内。

（3）上下楼梯防跌倒

● 避免走过陡的楼梯或台阶。

● 上下楼梯要"一扶二看三踏脚"：尽量扶住扶手，看清地面后再下脚，脚底要完全踏在台阶上方可用力，不要同时跨过几级台阶。

● 不爬梯子，不到高处取物。

（4）户外出行防跌倒

● 雨天、夜间减少出行；避免去人多拥挤和地面湿滑、不平整的地方。

● 走路时，精神集中，注意观察道路情况，留心地上杂物，走路时不看手机。

● 乘坐公共交通工具时避开上下班高峰，待车辆停稳后再上下车。

● 最好不要骑行或者搭乘单车、电动车等两轮交通工具。

● 出门时，尽量让家属陪同，根据需要可带上拐杖、急救药品、通讯／求救工具以及个人信息联系卡。

联 系 卡

姓名：李美丽　　　　年龄：72 岁

家庭住址：幸福区健康路花园小区 3 号楼 2 门 301 室

紧急联系人：李某某

紧急联系电话：123 XXXX XXXX

患有疾病：心肌梗塞

急救药物：硝酸甘油

过敏药物：青霉素

● 行走时如出现头晕、胸闷等症状，要立即停下脚步，可抱住周边树木或固定物，或到路边安全的地方坐下休息，等待症状好转再行走。如果症状没有好转，请周围人帮忙就医或拨打 120 电话求助。

七、使用工具防跌倒

好的防跌倒辅助工具就像老年人的"好伙伴"一样，可以帮助我们更加安全地生活，减少跌倒的风险和对他人的依赖。

1. 行走辅助工具

老年人可根据自身状况，选择适合自己的手杖、助行器。

上肢有一定力量，下肢具有行走能力的老年人，使用手杖或助行器，不仅可以在起身和行走中帮助提高稳定性，还可以减轻下肢承重，缓解关节和肌肉疼痛，帮助尽早开始康复锻炼，延长老年人能够独立行走的时间。市面上的助行辅助工具品类繁多，该如何选择合适的呢？

（1）手杖

手杖是老人最常用的行走辅助工具。

● 单脚手杖：单脚手杖是最通用的，最常见的类型。近年来，一些手杖附加了其他功能，增强了实用性，但无论何种手杖，均需选择经过质量认证的正规产品。

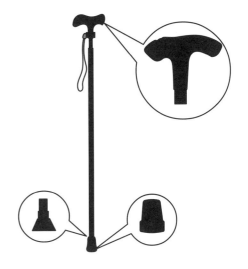

● 三脚、四脚手杖：由于增大了底端面积，可提供更好的稳定性，放置时立而不倒，适合于使用单脚手杖走路不稳者。但其重量相对较重，在不平路面行走时容易造成摇晃不稳，且易绊倒老人，因此，更适合在室内或平整路面使用。

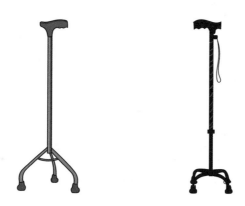

● 三脚带座手杖：行走时是单脚手杖，老人需要休息时可撑开当座椅使用，可供有行走能力，但身体虚弱，需要经常休息的老人使用。但其重量较重，当座椅使用的稳定性差，一般情况下不建议老人日常使用。注意：在坐的时候，建议采用骑马式（即手柄在前），便于保持起坐时的稳定。

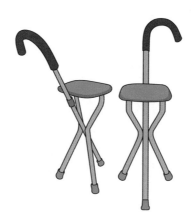

● 助起型手杖：对于从坐位起身吃力的老人，助起型手杖下方的把手可供老人握住帮助站起。缺点是稳定性欠佳，使用时需要特别小心。

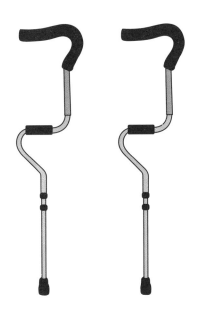

不论哪种手杖，掌握以下选择手杖的方法最重要。选择手杖需要：一试、二比、三看、四掂。

助起型手杖

"一试"手柄

手柄的选择以握着舒适、牢靠为原则。合适的手柄大小以握住时拇指和食指能重叠形成闭合环为宜。太小不利于承重且影响舒适，太大握着吃力且关键时刻握不牢。手柄材质最好有一定弹性，表面应防滑。登山用的直柄手杖不建议老人日常使用。

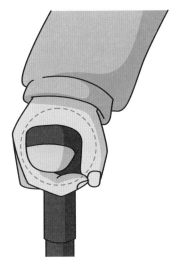

握住时拇指和食指能重叠成闭合环

"二比"长度

手杖过长或过短均会使人容易疲劳、身体不稳，且在关键时刻使不上劲。以下两种方式判断拐杖的长度是否合适：

- 拐杖直立，当手臂自然下垂时，手腕与手柄的高度平齐。

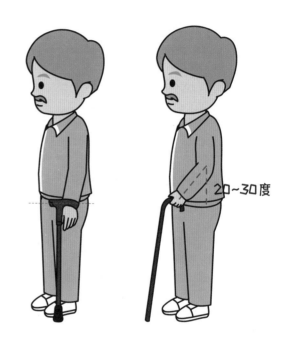

手腕的高度与手柄的高度齐平

20~30度

- 当握住拐杖手柄时，前臂和上臂垂线夹角约为 20~30 度。

选购时要看拐杖是否能调节到合适的长度。

"三看"底端

检查手杖底端的防滑头，用力捏，查看是否有弹性，硬度适中的橡胶头比硬质塑料耐磨、防滑。底端应有较深的凹槽，便于在潮湿地面排水。检查是否能有效防滑，可斜 45 度角在地面用力推，看能否防止打滑，最好在干燥和有水的表面均试验防滑效果。询问防滑头磨损后可否更换。

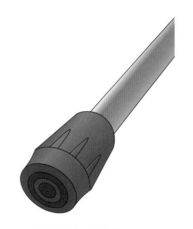

手杖底端有防滑头

"四据"重量

手杖的材质有木制、铝合金和碳纤维等，不论哪种材质，重量应该适中，一般在250~350克为宜。太重使用起来费力，太轻又有漂浮感。

（2）助行器

身体虚弱、平衡感较差、手术后、偏瘫和协调力较差（如帕金森综合征患者）的老人使用手杖已经不足以保证安全了，这时就需要使用助行器。助行器种类繁多，各自有不同的功能，选择不当不仅发挥不了助行的作用，反而增加跌倒风险，建议在专业人员指导下选购。

使用助行器需要注意以下几点

● 初次使用时，仔细检查稳定性，确保掌握正确的使用方法，照顾者需在老人身后做好保护。

● 使用时选择干燥、平坦的路面，避免在楼梯和室外使用。

● 走路时放慢速度，眼睛看前方，不要盯着脚下行进。

● 避免穿着容易松脱的鞋子，以防被绊倒。

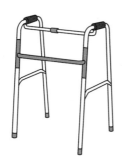

四脚助行器

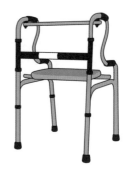

助起型四脚助行器

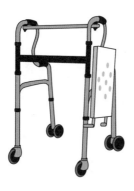

滚轮式助行器

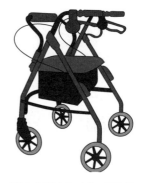

带轮刹车助行器

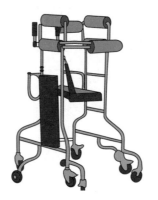

走路辅助行走器（辅助学步车）

2. 生活辅助工具

在生活中使用辅助工具，不仅可以使生活起居变得更加轻松，也可大大降低跌倒风险。

洗澡时，可选择能坐着洗澡的防滑淋浴椅、淋浴凳、浴缸洗浴板。对于行动不便的老人，如果条件允许，安装步入式浴缸，可大大降低进出浴缸的难度，提高洗澡的安全性。

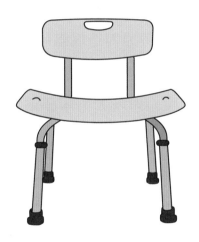

可调节多功能洗澡椅

如厕时，对于下肢力量较差，起坐吃力的老人，可选择马桶增高垫或者马桶坐便架。

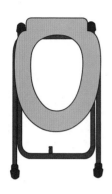 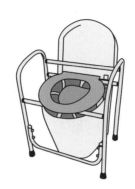 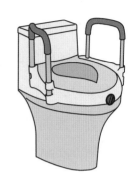

　　睡觉时，对于由于卒中等原因造成躯体感觉能力下降、偏瘫或者肌肉自我控制能力差的老人，可考虑使用床栏。入睡后拉上床栏，可降低从床上跌落的风险。如果上下床感觉吃力，可选择助起型床栏。

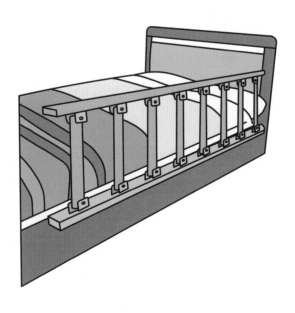

辅助工具除了能在不同起居活动中助力，一些工具在改善环境中也能派上大用场。比如对容易打滑的地板，可使用专用的防滑剂处理以提高地面的整体防滑性。对于由于设计缺陷造成的夜间开灯不便的情况，可在卧室和卫生间使用小夜灯、感应灯带等提供及时的照明，避免摸黑开灯。此外，防溅水龙头可以帮助保持地面干燥，防滑垫、防滑网可以改善局部地面的防滑性。

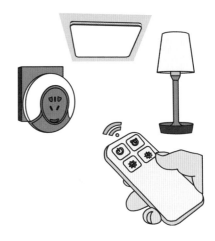

带有遥控器的灯具

3. 跌倒时的保护用品

髋关节骨折是跌倒造成的较严重的一种损伤。髋关节保护器和防跌倒安全气囊，可在跌倒时起到缓冲作用，降低髋关节骨折的风险。有些国家已在易跌倒的高风险老人中推广使用这类产品。

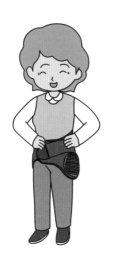

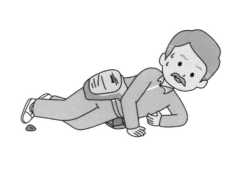

4. 跌倒后的求救设备

跌倒后及时获得救治是关键。最简单的求救工具是口哨，跌倒后如不能行动，可通过吹响口哨引起别人关注，从而得到救助。此外，还有专门设计的跌倒报警器，如：报警手表等，压力传感报警地毯，一键式报警手机等，均可在遇到紧急情况时，自动或手动向指定人发送求助信息，以获得及时的救治。

八、子女尽孝防跌倒

1. 主动学习并与父母分享防跌倒知识

几乎每个家庭都有老年人，老年人跌倒问题关系到我们每个人，作为子女有赡养老年人、促进老年人健康的义务。子女应主动关注老年人跌倒问题，学习预防老年人跌倒知识技能，并积极与父母、亲人分享，帮助老年人评判其跌倒风险，协助其改善居家环境，选购适当的防跌倒工具，鼓励和帮助老年人建立防跌倒的科学行为习惯。

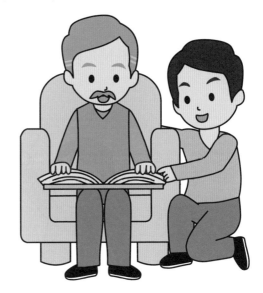

2. 了解父母跌倒风险

子女应了解父母的健康状况，知晓父母视力、身体活动能力、平衡能力等身体功能状况，掌握父母是否患有眼部疾病、听力障碍、高血压、糖尿病等慢性病，掌握父母所服药物的种类、数量，根据药物说明书大体了解所用药物的副作用。子女应能够通过简单的老年人跌倒风险评估工具对父母进行跌倒风险评估，了解老年人跌倒风险。

3. 进行居家环境改造

子女应学习了解容易导致跌倒的居家环境因素，对老人住所的居家环境进行评估。子女应针对发现的危险因素对居家环境进行改造：如增加采光和照明，更换存在危险的家具，重新布置居家环境，安装扶手，加设防滑垫，固定地垫或地毯、改用防滑瓷砖等，条件允许时可利用房屋装修的机会彻底对家庭环境进行改造。

此外，当父母变换居住地时，子女应帮助老年人尽快熟悉新住处、新环境。除家庭内环境外，子女还应该了解家周边和老年人经常活动的场所中存在哪些跌倒危险因素，并提醒老年人注意这些跌倒风险。

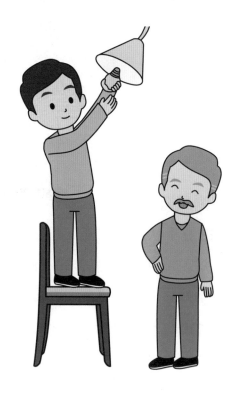

4. 为父母提供防跌倒辅助工具

根据老年人身体情况和跌倒风险，子女可为父母添置必要的防跌倒辅助设备，如手杖、台灯、防滑垫、髋部保护装置、跌倒报警器等。同时，子女应鼓励老年人克服"不服老"的心态，主动使用辅助工具，积极预防跌倒。子女还应教会老年人防跌倒辅助工具的正确使用方法，确保老年人学会使用这些工具。此外，子女应经常性地检查防跌倒辅助工具的零件是否松脱，磨损情况、有无损毁，是否还能有效使用；出现质量问题时，应及时更换和维修处理。

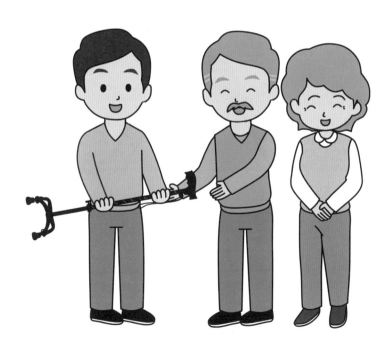

5. 鼓励和帮助父母建立预防跌倒的良好行为习惯

子女应该意识到，预防跌倒涉及老年人生活的方方面面，子女应从衣食住行等各个方面关心老年人，帮助老年人养成预防跌倒的良好习惯。特别是：

● 主动与老年人沟通，共同讨论，分享防跌倒的知识技能。

● 帮助老年人认识衰老，改变老年人"不服老"的心态。

● 帮助老年人树立健康自我管理的理念。

● 在穿着、运动锻炼、膳食营养、环境改造、辅助工具、行为习惯等生活的各个细节养成关注跌倒、预防跌倒的行为习惯。

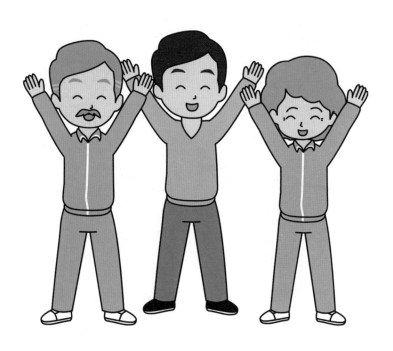

九、跌倒发生怎么办

1. 跌倒后救助的重点提示

老年人跌倒后造成的损伤有时比较复杂，如老年人独自一人时跌倒，当时没有人可以第一时间提供帮助，更需要老年人自己冷静应对。发现其他老年人跌倒时，匆忙实施不科学的救助可能加重跌倒后的损伤。因此，平时学习一些基本的科学自救和施救的原则和方法，十分重要。

● 跌倒后不要急于起身，以防二次伤害。

● 老年人跌倒后，应当在确保环境安全的情况下，先通过身体感觉和轻微活动身体判断损伤程度。

● 若跌倒后损伤较为严重，应尽可能保持原有体位，向周边人求助或拨打急救电话等待救助。

● 如发现有老年人跌倒，应先确保环境安全，根据跌倒者的情况进行处理。

2. 老年人独自一人跌倒后如何起身

（1）如果是背部先着地，应弯曲双腿，挪动臀部到放有毯子或垫子的椅子或床铺旁，然后使自己较舒适地平躺，盖好毯子，保持体温，如可能要向他人寻求帮助。

（2）休息片刻，等体力准备充分后，尽力使自己向椅子的方向翻转身体，使自己变成俯卧位。

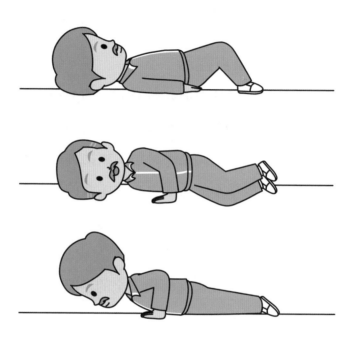

（3）双手支撑地面，抬起臀部，弯曲膝关节，然后尽力使自己面向椅子跪立，双手扶住椅面。

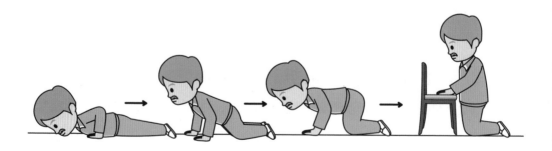

（4）以椅子为支撑，尽力站起来。

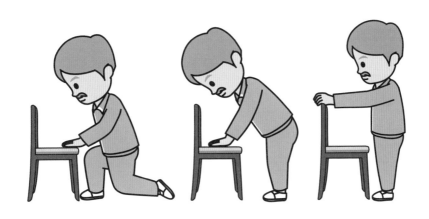

（5）休息片刻，部分恢复体力后，打电话寻求帮助——最重要的就是报告自己跌倒了。

3. 老年人跌倒的现场处理

发现老年人跌倒，不要慌忙、着急地扶起，要先判断受伤情况，再按照不同情况进行处理：

（1）意识不清，立即拨打急救电话

● 有外伤、出血，立即止血，包扎。

● 有呕吐，将头偏向一侧，并清理口、鼻腔呕吐物，保证呼吸通畅。

● 有抽搐，移至平整软地面或身体下垫软物，防止碰、擦伤，必要时牙间垫较硬物，防止舌咬伤，不要硬掰抽搐肢体，防止肌肉、骨骼损伤。

- 如呼吸、心跳停止，应立即进行胸外心脏按压、口对口人工呼吸等急救措施。

- 如需搬动，保证平稳，尽量平卧。

（2）意识清楚

- 询问老年人跌倒情况及对跌倒过程是否有记忆，如不能记起跌倒过程，可能为晕厥或脑血管意外，应立即护送老年人到医院诊治或拨打急救电话。

- 询问是否有剧烈头疼，观察是否有口角歪斜、言语不利、手脚无力等，如有则提示脑卒中等情况。这时如立即扶起老年人可能加重脑出血或脑缺血，使病情加重，应立即拨打急救电话。

- 有外伤、出血，立即止血、包扎并护送老年人到医院进一步处理。

- 查看有无肢体疼痛、畸形、关节异常、肢体位置异常等，如有则提示骨折可能。救助者如无相关专业知识，不要随便搬动，以免加重病情，应立即拨打急救电话。

- 查询有无腰、背疼痛，双腿活动或感觉异常及大小便失禁等，如有则提示腰椎损害情形。救助者如无相关专业知识，不要随便搬动，以免加重病情，应立即拨打急救电话。

- 如老年人试图自行站起，可协助老年人缓慢起立，坐、卧休息并观察，确认无碍后方可离开。

- 如需搬动，保证平稳，尽量平卧休息。

老人发生跌倒后，无论是否受伤，均应到医院诊治，查找跌倒危险因素，评估跌倒风险，采取预防措施，防止跌倒再次发生。

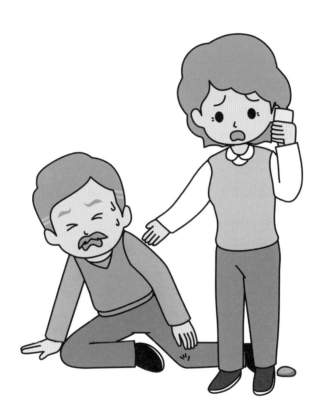

参考资料

1. 国家卫生计生委统计信息中心，中国疾病预防控制中心慢性非传染性疾病预防控制中心 . 中国死因监测数据集 [M]. 北京：中国科学技术出版社，2017.

2. 中国疾病预防控制中心慢性非传染性疾病预防控制中心 . 全国伤害监测数据集（2016）[M]. 北京：人民卫生出版社 ,2017.

3. 卫生部 . 老年人跌倒干预技术指南 [R].2011.http://www.nhc.gov.cn/wjw/gfxwj/201304/729e74 b51ab5434c965ec03164eca46d.shtml

4. 中国残疾人联合会 . 远离伤害致残 [M]. 北京：华夏出版社，2017.

5. 方子龙，陆一帆 . 老年体育活动指导师实物培训 [M]. 北京：中国劳动社会保障出版社，2015.

6. 吴雪萍 . 老年人日常健身运动指南 [M]. 北京：科学出版社，2018.

7. 张青剑，马新颜，梁震宇 . 预防老年人跌倒知识读本 [M]. 石家庄：河北人民出版社，2014.

8. 夏庆华、姜玉 . 笑做不倒翁：预防老年人跌倒安全指南 [M]. 上海：上海科学技术出版社，2011.

9. 宋岳涛 . 老年跌倒及预防保健 [M]. 北京：中国协和医科大学出版社，2012

10. 于普林，覃朝晖 . 老年人跌倒及预防 [M]. 北京：华龄出版社，2005

11. 中国疾病预防控制中心慢病中心，国家卫生健康委北京老年医学研究所，国家体育总局体育科学研究所群众体育研究中心，等 . 老年人防跌倒联合提示 [Z].2019-06-11

12. 中国营养学会 . 中国居民膳食指南（2016）[M]. 北京：人民卫生出版社，2016.

13. 王临虹，夏维波，林华 . 骨质疏松防治指南 [M]. 北京：北京大学医学出版社， 2017.

14. WHO Global Report on Falls Prevention in Older Age. Geneva, Switzerland: WHO Press, 2007.

15. AGS/BGS Clinical Practice Guideline Prevention of Falls in Older Person (2010).

16. Lord S, Sherrington C, Menz H, et al. Falls in older people: risk factors and strategies for prevention(second edition). New York, USA: Cambridge University Press,2007.

17. Gillespie LD, Robertson MC, Gillespie WJ, Sherrington C, et al. Interventions for preventing falls in older people living in the community. Cochrane Database Syst Rev. 2012(9):D7146 'doi': 10.1002/14651858.CD007146.pub3.

18. Sherrington C, Michaleff Z A, Fairhall N, et al. Exercise to prevent falls in older adults: an updated systematic review and meta-analysis [J]. Br J Sports Med, 2017, 51(24): 1750-1758.

19. 闵宝乾，丁绍兰 . 日用鞋防滑性能的影响因素分析 [J]. 轻工标准与质量 ,2007,1: 38-40.

20. 闵宝乾，丁绍兰 . 日用鞋防滑性能的影响因素及检测方法 [J]. 检验检疫科学，2007,17(4):36-39.

21. 张薇,曹冰燕,巩纯秀.骨质疏松的危险因素研究［J］.中国骨质疏松杂志，2008，14(7):520-522.

22. 王静，皮红英、郭亮梅，等 . 老年人跌倒致骨折相关因素的回顾性分析 [J]. 解放军护理杂志 ,2015,32(24): 29-31,39

23. Chen W, Lv H, Liu S, Liu B, et al. National incidence of traumatic fractures in China: a retrospective survey of 512 187 individuals. Lancet Global Health. 2017;5(8):e807-e817.

24. Ju J, Jiang Y, Zhou P, et al. Evaluation of the reliability and validity for X16 balance testing scale for the elderly[J]. BMC Geriatrics, 2018, 18(1):112-120.